DU CHOLÉRA

SIMPLE INSTRUCTION.

Par A.-E.-L. de LAPLAIGNE,

MÉDECIN, CHIRURGIEN HOMŒOPATHE-SPÉCIFISTE, DOCTEUR EN MÉDECINE
DE LA FACULTÉ DE PARIS,
MEMBRE DE PLUSIEURS SOCIÉTÉS ACADÉMIQUES MÉDICALES
DE LA FRANCE ET DE L'ÉTRANGER.

PRIX : 60 CENTIMES.

BORDEAUX,
IMPRIMERIE DES OUVRIERS-ASSOCIÉS,
rue du Parlement-Ste-Catherine, 19. (Métreau, tit.)
1854.

MÉDICAMENTS PRÉSERVATIFS ET CURATIFS

A employer contre le CHOLÉRA.

1º ACONIT, teinture mère.
2º ACONIT, 3ᵐᵉ dilution.
3º ARSENICUM, 12ᵉ dilution.
4º ASSA-FŒTIDA, 3ᵉ dilution.
5º BARBUS, teinture mère.
6º BELLADONE, 12ᵉ dilution.
7º BRYONE, 6ᵉ dilution.
8º CAMPHORA, teinture mère.
9º CAMPHORA, 3ᵉ dilution.
10º CAMPHOROSMA, teinture mère.
11º CHINA, 3ᵉ dilution.

12º CONGRE, teinture mère.
13º CUPRUM, 12ᵉ dilution.
14º DAPHNÉ MEZÉREUM, 12ᵉ dilut.
15º DIADEMA, 6ᵉ dilution.
16º INULA, teinture mère.
17º IPÉCA, 3ᵉ dilution.
18º MUSC, 3ᵉ dilution.
19º NUX, 6ᵉ dilution.
20º SAMBUCUS, teinture mère.
21º THÉRÉDIUM, 6ᵉ dilution.
22º VÉRATRUM, 6º dilution.

Pharmacie homœopathique spéciale d'Alexandre,

Fossés du Chapeau-Rouge, 20, *BORDEAUX.*

DU CHOLÉRA.

SIMPLE INSTRUCTION.

*Non Gloria nobis
Causa, sed utililas officium que fuit.*
Virgile.

Lorsqu'un fléau tel que le Choléra menace la cité, il est du devoir de tout Médecin d'éclairer les populations à l'endroit de l'épidémie; ce devoir, je viens l'accomplir.

En 1849, j'ai étudié le Choléra à Strasbourg et sur les deux rives du Rhin. Rentré en France, je me trouvai à Gray (Haute-Saône), lors de la première invasion qu'il fit dans cette ville (15 novembre 1849).

Le fléau s'y manifesta armé de tous ses symptômes les plus graves : froid glacial, cyanose plus ou moins complète, crampes, soif ardente, suppression des urines, vomissements d'aliments, de bile, de vers lombrics en grande quantité, de diarrhée, tantôt de couleur brune, tantôt bilieuse, souvent grisâtre, blanchâtre, et riziforme, contenant beaucoup de vers lombrics et ascarides, et chez un grand nombre de malades, des cucurbitains.

Chez beaucoup de malades, surtout vers la fin de l'épidémie, le Choléra présenta des symptômes ataxiques nerveux des plus variés. Plus, chez quelques sujets, cette épidémie cholérique se compliqua de pleurésie, de pleuro-pneumonie, de pneumonie.

Ce dernier genre d'aggravation fut dû au grand abaissement de la température qui se maintînt longtemps au-dessous de zéro, varia ensuite de 3 à 6° au-dessus, et de 6 à 10° seulement vers la fin de l'épidémie. Il fut à remarquer que tous ceux qui furent atteints de ces complications pulmonaires furent frappés par le Choléra peu d'heures après avoir accompagné leurs amis ou leurs proches au champ du repos.

Ces cas compliqués d'affections pulmonaires furent presque tous mortels.

Chez beaucoup de cholériques, la maladie fut précédée par la suette, et, chez presque tous ceux que j'ai vus lui échapper, elle se termina par la suette simple ou la suette miliaire.

Observations préliminaires.

Il y a deux formes cholériques, ou deux espèces de Choléra :

Le Choléra sporadique, ainsi appelé parce qu'il peut survenir indifféremment en tout temps, en tout lieu, par des causes individuelles et indépendantes de toute influence épidémique.

Il peut se présenter toutes les années sur le sol de notre France comme sur celui de toutes les autres contrées du globe, à des époques plus ou moins bien déterminées. Cependant, je puis dire que le plus souvent en France, c'est au printemps, en été et en automne. C'est surtout en été, moment où ont lieu les diarrhées *esti-*

rales, sous l'influence d'action des variations de température, de l'usage des fruits, de boissons trop fraîches et de l'abus relatif de certains légumes, mangés souvent avant leur maturité.

Il se fait aussi très-fréquemment remarquer en automne sous l'influence des abaissements de température, et surtout lorsque ces abaissements ont lieu par des pluies abondantes et froides.

Le Choléra sporadique prend divers noms dans les classifications médicales. Il y est appelé vermineux, muqueux, bilieux, nerveux, suivant le type des symptômes qui le caractérisent.

Il y aurait beaucoup à dire sur ce sujet; je m'abstiens. Les instructions que je viens livrer ici devant être toutes relatives au Choléra oriental épidémique, généralement appelé *asiatique*.

Le Choléra *épidémique* existe depuis longtemps ; on trouve des traces de son existence et de son traitement dans les livres les plus anciens. Hippocrate lui-même l'a reconnu et pour sa curation, même au point de vue de la loi des semblables, loi immuable de la médecine homœopathique spécifique, il a indiqué le *Veratrum*, médicament dont je parlerai dans un instant.

L'histoire nous apprend que le Choléra est épidémique sur le littoral des Indes-Orientales, surtout sur les bords du Gange, où il est continuellement endémique, et que, de là, il s'est propagé par émissions miasmatiques sur tous les points du globe.

Le Choléra, pour moi, n'est pas contagieux. Je m'en suis positivement assuré par moi-même.

Comme je l'ai dit dans mon rapport officiel, déposé le 17 janvier 1850, à la mairie de Gray (Haute-Saône), et de là, à la Société des Épidémies de cette ville, d'où je l'ai retiré, muni de toute authenticité et contre-signé ; je me suis innoculé : 1° le sang de la malade, nommée *Nady Schmidt*, atteinte du Choléra, avec symptômes ataxiques, Choléra greffé sur une fièvre typhoïde antécédente ; — 2° celui du malade *Lacombe*, atteint du Choléra, compliqué de pleuro-pneumonie, et cela sans en avoir éprouvé moi-même les moindres accidents cholériques. Cependant, ces deux malades sont morts peu après l'expérience.

Quant aux exhalaisons des matières fécales; elles ne produisent pas la contagion. Il est néanmoins prudent de les éloigner des malades et de ceux qui les servent, ne fût-ce que par mesure de propreté.

Si ces expériences ne sont pas concluantes pour tous à *priori*, elles doivent, à *fortiori*, rassurer toutes les personnes appelées par profession, par charité, dévouement ou par affection de famille, à donner leurs soins aux cholériques.

Le Choléra, ai-je dit plus haut, nous est venu des bords du Gange, d'où il a été exporté partout ; nulle contrée, aujourd'hui, ne peut se flatter d'une exception.

L'opinion générale est que le Choléra est transporté par l'air, les vents, sous formes miasmatiques impondérables.

Je livre à cet endroit et sans crainte une observation personnelle, pour qu'elle puisse servir à ceux qui devront observer après moi ; car, pour un fait maladif aussi grave que celui qui nous occupe et nous intéresse au dernier degré, la lumière ne peut vraiment jaillir que par la multiplication des observations et des expériences faites à tous les points de vue contradictoires. Et je m'explique :

J'ai été dans le cas d'observer bien souvent le Choléra, et presque partout où je l'ai vu se développer, j'ai remarqué que sa présence avait été précédée par l'apparition d'une espèce de mouche éphémère qui vit habituellement dans les lieux sales, humides et infects, spécialement sur les lichens et les champignons éphémères comme elle, et qui croissent sur les fumiers.

Cette mouche vit peu, mais comme les éphémères, elle se reproduit vite, souvent et beaucoup. Est-ce cette mouche ? sont-ce ses œufs ? qui ont été transportés par les vents des bords du Gange, et, de proche en proche, dans toute l'Europe ?

Sont-ce les miasmes produits, évaporés du corps de ces mouches? ou simplement des exhalaisons miasmatiques sorties des terres des rives du Gange? qui sont venues intoxiquer les masses de malades qui meurent frappés sous les coups du terrible fléau. Le Choléra pourrait-il aussi reconnaître parmi ses causes une formation subite et pour ainsi dire spontanée des vers, d'infusoires d'espèces variées, produits sous une influence atmosphérique non encore appréciée par les médecins et les naturalistes? Je suis disposé à penser que le Choléra peut nous être transmi par les unes et les autres des influences que je viens d'énumérer, bien qu'elles soient très-différentes en apparence les unes des autres.

Si ces mouches, que j'ai remarquées bien souvent pendant le Choléra, ne devaient pas être comptées parmi ses causes, on pourrait regarder leur présence comme un avertissement providentiel donné aux populations, pour les engager à se prémunir contre le mal funeste, et alors leur disparition serait un gage solennel de sécurité.

Si je cite ces faits, c'est pour qu'ils soient soumis à de nouvelles études et de nouvelles observations, et qu'ils puissent servir de guide à tous ceux qui doivent observer la marche du Choléra depuis son invasion jusqu'à sa terminaison, dans les lieux où il est destiné à trouver un terme, car il en est où il n'en trouvera jamais; je veux parler de nos grandes cités, où toutes les richesses commerciales, industrielles, scientifiques, du génie progressif du siècle, viennent s'accumuler et entraînent naturellement après elles une masse d'ouvriers, fidèles exécutants de créations nouvelles; ouvriers, en général, peu parcimonieux, vivant au jour le jour, dans l'activité du travail, souvent dans la débauche, et par suite dans les cloaques de la misère et les immondices de l'insalubrité.

Il faut être médecin ou prêtre, avoir souvent pénétré dans ces antres de la misère, avoir passé plusieurs fois dans le même jour de l'hôtel du riche dans le bouge infecté du pauvre, pour bien comprendre ce que je dis; toutefois, sans avoir l'intention de donner un avertissement aux Ediles des grandes cités auxquels la salubrité publique est confiée. Eux aussi les connaissent ces misères et savent les secourir.

Ce qui prouve la vérité de ce que j'avance, c'est que depuis l'invasion du Choléra en Europe, il est toujours resté endémique dans les grandes cités, témoins seulement Paris et Londres.

Ce qui le prouve encore davantage, c'est que le Choléra ne reste jamais endémique dans les campagnes, parce qu'en général il y a moins de misères, parce qu'elles y sont plus connues et plus promptement secourues, parce que, malgré l'accumulation des fumiers des animaux, les maisons plus éloignées les unes des autres, plus aérées, sont frappées de toutes parts par les vents, et que les moyens de salubrité qu'on peut y prendre, dès l'invasion du fléau, sont plus prompts et plus faciles.

Les lignes que j'écris aujourd'hui sont extraites du chapitre *Choléra* du livre que je fais imprimer en ce moment (*Traité complet de Médecine et de Chirurgie homœopathique spécifique*); je modifie et réduis ici cet article Choléra au point de vue de l'actualité et dubut que je me propose, et qui n'est autre, pour le présent, que de publier une instruction populaire utile à tous et intelligible pour tous. *Simple instruction* (titre de cet opuscule),

Je me dispense ainsi d'entrer dans les généralités relatives au Choléra *sporadique*, devant parler spécialement du Choléra *asiatique* qui nous envahit.

Je me hâte donc de tracer succinctement, mais d'une manière positive, les caractères protopathiques, autrement dit, *essentiels* de la maladie épidémique.

La marche invasive du Choléra est excessivement variable.

Souvent il est précédé de pesanteurs de tête, de vertiges, de douleurs à la nuque et quelquefois de tout le trajet de la région dorsale, d'anxiété, de pesanteur à l'estomac avec nausées, diminution de l'appétit et dégoût.

Suivent les envies de vomir, les vomissements, la diarrhée, quelquefois le ténesme, les coliques avec cardialgie, douleurs à la fossette du cœur, quelques légers frissons ; alors il est *benin* et cède souvent à la diète, au repos, à la chaleur du lit, aux boissons tempérantes, muscilagineuses, aux lavements avec l'amidon et les blancs d'œufs, moyens vulgaires et simples, mais souvent fort utiles.

D'autrefois, et c'est l'ordre symptomatologique le plus fréquent, soit après avoir été précédé des symptômes *benins* sus cités, soit sans leur précursion, se manifestent les vomissements d'aliments, de bile, de vers de différentes espèces, de différentes formes ; les déjections brunes, bilieuses, fétides, auxquelles succèdent rapidement des déjections de liquides claires, contenant des matières semblables à du gruau, du riz crevé, matière qu'on appelle, à cause de cette ressemblance, *matière riziforme.*

Tous ces symptômes, plus ou moins variables, sont accompagnés d'une grande anxiété, d'un froid glacial qui se fait d'abord sentir aux extrémités inférieures, ensuite aux extrémités supérieures, au ventre, qui se couvre, dès l'invasion de ce symptôme (le froid), d'une sueur gluante, épaisse et froide, qui, lorsqu'elle est frottée dans les mains du médecin observateur, répand une odeur de *suif de mouton.* Cette odeur se fait plus spécialement sentir dans la main du malade avant même ce frottement.

Le froid se répand de proche en proche, des extrémités au tronc, à la face, au nez, aux yeux, qui deviennent caves, vitreux, hagards, cadavériques. Ce qui paraît le plus extraordinaire, la langue devient froide aussi.

A ces symptômes se joignent des spasmes excessivement douloureux de l'estomac, du ventre, des bras, des jambes, et même de la langue ; crampes convulsives qui se font principalement sentir dans les mollets ; la voix devient rauque, s'éteint peu à peu, l'urine se supprime, le pouls est petit et intermittent, presque imperceptible sur la fin, et le malade meurt asphixié, comme le dit Hufeland, après les angoisses d'une espèce d'épilepsie de l'estomac, quelquefois privé de toute espèce de sécrétion, quelquefois noyé dans un cloaque de déjections infectes de toute espèce, et par intoxiquation, dont le point physiologiquement central est dans l'estomac, par suite dans les intestins, et qui tue, qu'il me soit permis de le dire, au point de vue des connaissances physiologiques nouvelles, proclamées par les savants professeurs de physiologie modernes, Claude Bernard, membre de l'Institut impérial de France, professeur de physiologie à la Faculté impériale des sciences de Paris, et M. J. Mueller, professeur d'anatomie et de physiologie à l'Université de Berlin.

Intoxéquation qui tue, je le répète, par action miasmatique ou helmintique, sur les papilles nerveuses de l'estomac, de là sur le nerf grand symphatique, et par approximation miasmatique sur le nerf spinal de Willis et la moëlle épinière. (Voir les symptômes précités du Choléra, et les comparer avec les travaux de ces savants au point de vue pathologique, avec leurs opérations physiologiques sur le système nerveux.)

J'ai dit plus haut que les cholériques mouraient quelquefois noyés dans un cloaque de déjections infectes de toute espèce. Je crois, dans l'intérêt de la science et de l'humanité, ne devoir pas passer sous silence les observations microscopiques que j'ai faites sur les vomissements et les selles d'un certain nombre de cholériques, ainsi que des réflexions auxquelles m'ont conduit ces expériences.

D'abord, comme je l'ai déjà dit plus haut, dans les vomissements comme dans les selles, se rencontrent beaucoup de vers de différentes espèces, visibles à l'œil nu, et avec le microscope, une masse d'infusoires de constitutions et de formes différentes.

Première observation. — *Première période.* — Dans les matières vomies, des granulations brunes d'une seule nature ; dans les selles, des granulations brunes de deux natures différentes, la première entièrement composée de matières fécales, la seconde plus dure, présente l'aspect d'une enveloppe membraneuse, dense, dont on pourrait comparer le tissu, tout mince qu'il est, à celui du cocon du ver-à-soie ; j'ai trouvé ces mêmes granulations dans les matières vomies. Dans l'intérieur de ces cocons ou granulations, presque infinitésimales, un petit ver filiforme de deux à trois millimètres de longueur, roulé sur lui-même, très-visible au microscope, même à la loupe de Stanop; sa couleur est d'un brun foncé, sa tête ressemble assez à celle des vers que l'on trouve dans les fruits; son extrémité caudale est bifurquée, mais l'une des fourches est plus longue que l'autre; toute la surface du corps est couverte de villosités qui, vues au microscope, peuvent être comparées, d'après leur arrangement, aux barbes de l'épi de blé; dans ces granulations brunes il est toujours vivant.

Seconde observation. — *Seconde période.* — C'est dans cette seconde période que commencent à se montrer les selles grisâtres qui témoignent par leur couleur de la suspension ou de la suppression des secrétions biliaires. On trouve parmi ces matières fécales grises, des granulations, les unes grisâtres, les autres plus blanches; les unes composées entièrement de matières fécales, et d'autres qui ont parfaitement conservé leur forme, mais analogues aux cocons bruns trouvés dans les vomissements et les selles examinés pendant la première période, et auxquels elles ressemblent en tout point, excepté par la couleur. On trouve dans leur intérieur les mêmes vermicules microspopiques, dont j'ai reconnu l'existence dans les granulations brunes des vomissements et des selles qui se présentent au début de la maladie, mais on l'y trouve mort. D'autres de ces granulations grisatres qui ne sont pas entièrement déformées, ont une enveloppe mince diaphane qui contient une substance amilacée cazéiforme. Ces granulations, desséchées, roulées dans les doitgs, ne donnent point d'odeur de matière fécale; jetées sur une plaque de fer rougie au feu, elles dégagent une odeur cornée de charbon animal. Je pense que ces granulations que l'on appelle riziformes à cause de leur ressemblance avec les grains de riz, ont laissé échapper vivant le vermicule plus haut désigné, et que par cette raison, les accidents cholériques sont toujours croissants pendant les actes de cette seconde période.

Troisième observation. — *Troisième période.* — Dans cette période, les granulations sont presque toutes déformées, elles ne contiennent plus le vermicule, même mort, et elles sont beaucoup plus blanches; alors, si le malade n'a pas trop été affaibli, soit par le traitement, soit par la maladie, on peut espérer de le sauver, surtout si les accidents diminuent à mesure que les selles riziformes diminuent ou cessent complètement. Les matières riziformes de la troisième période, sont en tout semblables à celles trouvées dans les selles de la seconde période et contiennent aussi une substance amilacée cazéiforme.

Serait-ce par analogie de forme et de couleur que l'amidon, administré en lavement, aurait la propriété de détruire et d'entraîner plus que d'autres lavements ces matières anormales qui ne se trouvent jamais que dans les selles des cholériques? Ce serait une preuve de plus à ajouter à mille autres sur la vérité de la loi homœopathique des semblables?

On pourrait conclure de ces diverses observations microscopiques :

1º Que les granulations brunes trouvées dans les vomissements et selles brunes, qui contiennent, dans la première période, le vermicule microscopique vivant; que les granulations grisâtres, contenant le vermicule mort, trouvées dans les selles grises de la deuxième période; que les granulations blanches, trouvées dans les selles de la troisième période, ne sont que les mêmes produits, observés à des temps différents de la marche de la maladie;

2º Que ces granulations ne sont autres que les œufs des mouches dont nous avons parlé au commencement de l'histoire du Choléra, ou de beaucoup d'autres insectes apportés, comme ces mouches, par les vents qui nous viennent des rives du Gange; ou par toutes autres causes analogues;

3º Avec Raspail, que le Choléra est une « Entomogénose, ou plutôt une Myogé-
» nose intestinale à la suite d'une pullulation des insectes qui en sont les auteurs
» qui fait que les œufs, portés par les vents ou les cours d'eau potable, rendent
» ce mal affreux, épidémique. »

Raspail propose pour combattre ces différentes causes du Choléra, l'emploi du camphre, indiqué par les homœopathes bien longtemps avant lui; par ce fait, il se rapproche de l'homœopathie tout en s'en éloignant par les doses.

Je pourrais en dire autant des formules du docteur Mandt, médecin de l'empereur Nicolas, qui se rapprochent encore plus de l'homœopathie infinitésimale.

Tout en n'adoptant pas l'homœopathie, le docteur Mandt appelle sa méthode *atomistique*, dans laquelle il emploie le *Veratrum blanc*, l'acide phosphorique, le camphre, le musc, l'arsenic et la noix vomique, à dose de un cinquantième de grain, triturés dans le sucre de lait. N'est-ce pas de l'homœopathie simulée et non avouée?

Le docteur Mandt déclare obtenir de grands succès. Je puis dire de lui, comme de tous ses imitateurs, que le Choléra ne peut être vraiment attaqué d'une manière positive, que par l'homœopathie ou par ceux qui s'en rapprochent plus ou moins, sans le savoir et souvent même sans le vouloir, et quelquefois en la niant.

TRAITEMENT DU CHOLÉRA.

CE TRAITEMENT EST PRÉSERVATIF ET CURATIF.

CHAPITRE Ier.

TRAITÉMENT PRÉSERVATIF.

Le traitement préservatif, autrement dit *prophylactique*, ne peut avoir d'autorité que lorsque la maladie a envahi le pays et que l'influence épidémique y est constatée, car il ne peut y avoir rationnellement de remède contre une maladie qui n'existe pas.

Ce traitement préservatif est hygiénique et médical.

§ Ier. — **Soins hygiéniques**.

Ces soins, quoique certains médecins paraissent penser le contraire, sont indispensables; on pourra dire contre leur utilité que le Choléra ne respecte ni le château, ni l'hôtel, ni la chaumière. Je réponds à cette objection, en disant : que dans tous les lieux où le Choléra se présente, il débute presque toujours dans les quartiers les plus sales et les plus humides, les plus malsains, et dans les bouges de cette misère qui ne permet qu'une mauvaise alimentation, et où la malpropreté constitue l'état normal de l'existence; que de là il monte et envahit de proche en proche l'hôtel et le palais du riche.

Ces soins sont du reste si simples que nul ne peut se refuser à les accepter.

Les cours, les escaliers, les maisons et les appartements doivent être tenus très-proprement. Les appartements doivent être tenus très-aérés, et privés, autant que possible, d'humidité, et pour cela, il faut les tenir fermés pendant la fraîcheur et l'humidité du matin et du soir, et pendant le jour y laisser largement pénétrer le soleil et la chaleur autant que la situation locale peut le permettre.

On doit éviter surtout, après les journées chaudes, les promenades du soir, parce que la transition de température par abaissement est une cause de diarrhée, et, par suite, une prédisposition cholérique lorsque l'épidémie est régnante.

On doit éviter les réunions trop nombreuses et les veilles prolongées.

On doit se vêtir chaudement, mais d'une manière relative à la saison; éviter le froid aux pieds. Je recommande les chaussures en laine aux personnes qui ont une prédisposition au froid aux pieds. Les personnes qui ont l'habitude de la flanelle ne doivent pas la quitter; celles qui n'en ont pas l'habitude et qui ont des craintes doivent au moins porter une ceinture en flanelle, qui couvre toute la surface du ventre et des reins, à partir du bas de la poitrine au bas-ventre. Ces ceintures de laine peuvent être doubles : alors on place entre les deux doubles de flanelle une feuille de cuivre rouge laminé, très-fin, aussi mince qu'une feuille de papier. La grandeur de cette plaque, coupée en rond, doit être de quinze centimètres de largeur, et fixée entre les deux flanelles, de manière à ce que son centre repose sur le creux de l'estomac.

Cette ceinture de flanelle, ainsi garnie d'une plaque métallique de cuivre, ne doit pas toujours être conservée, on la quitte pendant la nuit, à moins que l'on ne soit déjà malade du Choléra.

Je conseille aux personnes qui ne veulent pas faire la dépense de cette ceinture anti-cholérique, de porter un sachet en toile de coton, contenant au plus trois grammes de camphre, que l'on aura soin de renouveler chaque fois que le camphre se sera évaporé, ce qui a lieu assez rapidement. On place au centre de ce sachet une petite pièce de monnaie de cuivre. Ce sachet, fait en forme de scapulaire, doit être suspendu au col par un cordon double, suffisamment long pour qu'il puisse reposer immédiatement sur le creux de l'estomac. Ce sachet ne doit pas être conservé pendant la nuit, pas plus que la ceinture dont j'ai parlé plus haut.

Quant à l'alimentation, on doit peu changer à ses habitudes; cependant, il faut éviter les fruits non mûrs, les légumes capables de produire des digestions flatueuses et venteuses, les melons et autres fruits analogues et diarrhétiques; les viandes et les poissons fermentés et d'une digestion putride et difficile, les moules.

En général, on doit donner la préférence aux bouillons gras, aux bons potages, aux viandes noires bouillies ou rôties; faire usage de vin vieux et généreux, en quantité relative et modérée; les personnes qui n'en ont pas le remplacent par l'eau sucrée dans laquelle on jette une cuillerée à café de rhum pour un grand verre d'eau. Enfin éviter avec soin tout ce qui peut produire la diarrhée ou la constipation. Eviter les émotions trop vives de l'âme, la colère, et surtout la peur que peut occasionner la crainte de l'approche du Choléra ou son invasion.

§ II. — **Traitement prophylactique ou préservatif médical.**

Les médicaments doués véritablement de la vertu préservatrice du Choléra sont au nombre de sept. Je les indique ici par ordre chronologique des époques où ils ont été employés :

1º Le *Veratrum album* (Hellébore blanc), dont les propriétés anti-cholériques ont été reconnues et constatées par Hippocrate, même au point de vue de la loi homœopathique des semblables, car il dit : *Que cette plante n'est apte à guérir le Choléra que parce qu'elle peut le produire.*

En 1811, Hahnemann soutint, à Leipsig, une thèse ayant titre DE HELLEBORISMO VETERUM, *de l'Helléborisme des anciens*, méthode de traitement des maladies par l'Hellebore qui constituait un des points capitaux de la thérapeutique des anciens. Cette thèse, une des plus belles créations du *réformateur*, fait connaître à tous ceux qui la lisent jusqu'à quelle hauteur il a poussé ses travaux sur cette matière, et avec quelle utilité grande on peut employer ce médicament dans un grand nombre de circonstances morbides, et surtout contre le Choléra.

2º Le *Cuprum* (cuivre);

3º L'*Arsenicum* (Arsenic),

Médicaments qui nous viennent de l'alchimie des Arabes, et qui ont été employés contre le Choléra parce que, par leur empoisonnement ils produisent, chacun en ce qui le concerne, des symptômes parfaitement semblables à ceux produits par l'empoisonnement cholérique.

Nous devons à Hahnemann une pathogénésie complète de ces médicaments, et la manière de les employer à doses infinitésimales tellement *minimes*, que sans perdre de leur action curative, ils peuvent être administrés aux cholériques en toute sécurité de la part du médecin, et sans crainte d'aucune action fâcheuse pour le malade.

Les hommes non convaincus de la vérité de la loi homœopatique, et qui refusent d'en faire l'application, même dans le cas d'une gravité telle que celle du Choléra, où l'impuissance de toutes les autres doctrines paraît constatée, devraient, pour chercher à modifier leurs convictions, lire, parmi les œuvres de leur École, les traités de toxicologie d'Orfila et autres qui, certes, ne peuvent être soupçonnés d'une *prédilection* quelconque en faveur de l'homœopathie, y lire, dis-je, les articles *Cuivre*, *Arsenic* et *Veratrum album*; ils y trouveraient, quand même, des enseignements irrécusables capables de les entraîner vers l'étude de notre matière médicale homœopatique, contre-épreuve raisonnée des travaux de leurs grands maîtres.

4° Le *Diadema* (araignée à croix papale), préconisé par Paracelse et Crolius l'un de ses savants commentateurs.

5° Le *Theridium curasavicum* (araignée de Curaçao), médicament introduit dans notre matière médicale par Héring, savant médecin homœopathe de Philadelphie.

Pour bien comprendre l'action de ces deux derniers médicaments dans le traitement du Choléra, je renvoie mes lecteurs aux *Éphémerides des curieux de la nature*, aux œuvres de *Scapoli*, de *Mathiole*, de *Raspail*, etc.

6° Le *Camphre*, ou esprit de camphre (camphora), dont la pathogénésie la plus complète nous a été donnée par Hahnemann.

7° Le *Barbus* (poisson vulgairement appelé Barbeau), dont les œufs, d'après Hufeland, premier médecin du roi de Prusse, sont une cause spécifique du Choléra.

D'après cette indication, j'ai fait la pathogénésie de ce nouveau médicament, et je l'ai employé avec le plus grand succès comme préservatif et curatif du Choléra, pendant l'épidémie de 1849, à Gray (Haute-Saône), et c'est après avoir constaté son efficacité que je le classe ici et que je l'ai fait préparer à la Pharmacie homœopathique de Bordeaux, pour augmenter les ressources préservatrices et curatives de cette maladie, et afin que d'autres puissent l'essayer et constater aussi ses bons effets.

On l'administre comme préservatif à la dose de deux gouttes, le matin à jeun, sur un morceau de sucre; on en prend pendant deux jours de suite, on cesse un jour ou deux, et l'on reprend de la même manière pendant toute la durée de l'épidémie. Cependant, toujours en éloignant les doses à mesure que l'épidémie diminue; et si nonobstant l'usage de ce médicament le Choléra se déclare, on verse de ce spécifique de dix à douze gouttes dans un verre d'eau et l'on en prend une cuillerée à soupe toutes les cinq minutes, en attendant l'arrivée du médecin.

Ces sept médicaments jouissent tous, et d'une manière relative, d'une certaine propriété préservatrice du Choléra, parce qu'ils sont tous doués d'une propriété plus ou moins intoxiquante des animalcules qui peuvent produire le Choléra. Les plus recommandés parmi tous, sont l'*esprit de camphre*, le *veratrum*, le *cuprum* et l'*arsenicum*, cela au point de vue de leur pathogénésie Hahnimanienne; mais sans indication aucune de leur action sur les véritables causes du Choléra. Causes non révélées par les divers médecins homœopathes qui ont écrit sur cette matière; pas même par le grand maître, qui ne les avait pas recherchées, mais les avait sans doute comprises, par le seul fait de cette intuition progressive qui caractérise tous les grands génies.

D'après l'homœopaticité sévère de la loi des semblables, je dois dire, que lorsque les causes sont animales le médicament homœopathique curatif tiré du règne animal doit toujours être préféré, quand on connaît bien sa pathogénésie et surtout quand on l'a faite ou répétée soi-même.

Après les substances animales médicatrices du Choléra, je place en seconde ligne les substances végétales; pensant avec une certaine justesse de raison, que si les substances minérales ont, dans certains cas graves, une grande puissance d'action, on doit en ménager l'emploi comme préservatif, les garder en bonne réserve comme curatifs, alors qu'elles sont plus perturbatrices de l'organisme au point de vue chimique, physique et surtout physiologique. Toutefois, si l'espace me manque ici pour élucider cette question, je la traite largement dans mon *Traité de Médecine et de Chirurgie Homœopathique spécifique*.

D'après cela, je conseille aux personnes qui redoutent le Choléra d'user des substances animales d'abord, des substances végétales en second lieu; ensuite, des substances métalliques. — Voici l'ordre :

Barbus (œufs de Barbeau)......	Teinture mère.
Théridium............	6ᵐᵉ Dilution.
Diadema......................	6ᵐᵉ Dilution.
Camphora..........	Teinture mère.
Veratrum................................	6ᵐᵉ Dilution.
Cuprum...................	12ᵐᵉ Dilution.
Arsenicum....	12ᵐᵉ Dilution.

On prend des uns ou des autres deux gouttes pendant deux jours, sur un morceau de sucre; on cesse pendant un ou deux jours, et on recommence après ce temps d'arrêt, en ayant soin de suivre avec exactitude les prescriptions hygiéniques précédemment indiquées.

Néanmoins, quoique l'utilité de tous les médicaments homœopatiques sus indiqués, employés comme préservatifs, ait été bien souvent constatée, je pense, comme tous les médecins *homœopathes sévères*, qu'il ne faut pas se bercer d'illusions trop souvent exagérées; ce qui m'oblige à donner à tous le conseil de se munir autant que possible des préservatifs; mais à chacun de faire appeler son médecin au moindre symptôme plus ou moins caractéristique de l'invasion du mal, qui se présente souvent sous des formes très-insidieuses, auxquelles il est important de parer de suite.

CHAPITRE II.

TRAITEMENT CURATIF DU CHOLÉRA, SUIVANT SES FORMES LES PLUS VARIÉES.

§ Iᵉʳ. — **Prodrômes**.

Sous l'influence de cette épidémie, il se produit souvent des phénomènes anormaux qui paraissent *à priori* indépendants de la maladie, spécifiquement caractérisée, et qui n'en sont pas moins, pour le praticien expérimenté, les véritables *prodrômes*.

Par exemple, douleurs de tête, vertiges, tintement dans les oreilles, douleurs de tous les muscles de la nuque, jaunissement ou brunissement de la face, accompagnés de pesanteur à l'estomac, perte de l'appétit, dégoût, sans vomissements ni selles diarrhéiques, sans froid, sans crampes et autres symptômes caractéristiques de la maladie. Ces symptômes doivent être combattus de suite par aconit 6ᵉ dilution, une goutte ou deux au plus dans six cuillerées d'eau, une cuillerée toutes les deux à trois heures. Après l'aconit on administre la noix vomique à la même dose et de la même manière, et ces symptômes cessent. Quelquefois ces symptômes, si benins en apparence, s'ils ne sont pas enrayés, peuvent être suivis de mouvements convulsifs que l'on combat avec le *musc* ou *assa fœtida*, suivant l'urgence de l'un ou de l'autre de ces médicaments, employés à la dose d'une goutte de la 3ᵉ dilution dans six cuillerées d'eau distillée, une cuillerée toutes les trois à quatre heures. Si on ne parvient pas à les dominer de suite, ils sont promptement suivis des symptômes complets du Choléra aigu.

Il n'est pas rare de voir, pendant l'épidémie, ces symptômes très-benins en apparence, se développer sous forme d'épiphénomènes chez les malades déjà atteints d'autres maladies.

Cependant, il est bon de dire que lorsque le Choléra se greffe sur une maladie préexistante, il se manifeste toujours par le froid au nez et à la face, l'abaissement général de la chaleur, la coloration brune de la peau de la face. Les yeux deviennent cernés, caves, avec affaiblissement de la voix, diarrhée avec ou sans crampes. Alors il faut se hâter de donner la teinture-mère de camphre à la dose de deux gouttes dans six cuillerées d'eau, une cuillerée toutes les heures, toujours en éloignant la dose d'une heure à mesure que les accidents s'éloignent. Il est excessivement rare que ce moyen ne réussisse pas. Si après, la diarrhée survient, on administre le thérédium à la dose de deux gouttes dans six cuillerées d'eau, une cuillerée toutes les six heures.

Lorsque la suette précède le Choléra, elle prend ordinairement le type intermittent. Elle se déclare spécialement pendant la nuit, soit peu après que le malade est couché, soit après minuit. Dans ce cas, elle est suivie, le matin, de quelques frissons. Dans le premier cas, on donne le soir, au malade, une goutte d'aconit 6ᵉ dans une seule cuillerée d'eau; si l'accident ne cesse pas, on donne 2 gouttes de sambucus niger dans une seule cuillerée d'eau, toujours au moment où le malade se couche, et les accidents cessent au bout de peu de temps.

Si la suette a lieu après minuit, on donne au malade tous les soirs, au moment où il se couche, une goutte de noix vomique, 6ᵉ dilution, dans une seule cuillerée d'eau; et si vers le matin le malade éprouve du froid, il ne faut pas s'y méprendre et considérer cette circonstance comme le fait d'une fièvre intermittente, et donner le *china* ou *quina*, même aux doses les plus infinétisimales; c'est avec la *teinture mère de camphre* qu'il faut ramener la chaleur.

§ II. — **Choléra**.

Lorsque le Choléra se manifeste subitement par le froid partiel ou général, il faut se hâter de ramener le corps à sa température au moins normale. Plusieurs moyens ont été proposés à cet effet, entre autres l'eau glacée, les frictions avec la glace, les applications de glaces sur la tête. Ces moyens, qu'on ne s'y méprenne pas, doivent être repoussés par tout médecin prudent, bien qu'en apparence ils ne paraissent manquer d'une certaine homœopaticité de circonstance : car lorsqu'un homme est gelé, on le réchauffe par des frictions avec l'eau froide, même avec la glace.

Distinguons. Les deux cas, en apparence semblables, au fond ne le sont pas du tout.

Chez l'homme glacé, la congélation se fait de la circonférence au centre, et le cœur est resté intact; alors, à mesure que l'on dégèle la circonférence par les frictions froides, la circulation, momentanément suspendue dans ces parties, se rétablit peu à peu, et avec elle la vie générale.

Chez les cholériques, les choses se passent tout différemment : le froid des extrémités, autrement dit de la circonférence, n'a lieu que parce que le cœur participe aux conséquences de l'asphyxie pulmonaire commençante, résultat d'une intoxiquation morbide plus ou moins complète, d'où il résulte que si l'on donne au cholérique une boisson glacée, si on lui fait des frictions avec la glace, on éteint le peu de mouvement et le peu de vie qui reste au cœur, on augmente le mouvement ascensionnel de l'asphyxie, et le malade meurt, même sous l'influence d'une médication en apparence homœopathique.

C'est par ces motifs, raisonnés à un point de vue physiologique vrai, que je me suis toujours personnellement opposé à cet emploi de la glace chez les cholériques; l'emploi que j'en ai vu faire a presque toujours été nuisible ou mortel.

Les moyens véritablement sûrs pour combattre le froid cholérique sont l'aconit à la 3ᵉ dilution, et le camphre, teinture-mère, en alternant ces deux médicaments à la dose d'une goutte dans une cuillerée d'eau, toutes les cinq à six minutes; pendant que le premier régularise la circulation, par son action spécifique locale sur le cœur, le second agit aussi spécifiquement sur le refroidissement.

Si le froid se complique par les vomissements et la diarrhée, aussitôt que la chaleur commence à se rétablir, donnez *barbus*, teinture-mère, ou *theridium*, médicament essentiellement recommandé par le docteur Ruoff. (L'un ou l'autre de ces médicaments aux doses indiquées au traitement préservatif). On peut, au besoin, les alterner avec *ipécacuanha*, 3ᵉ dilution.

Si malgré ces moyens employés à temps, les symptômes cholériques progressent (Voir la description des symptômes du Choléra, aux observations préliminaires de cet Opuscule), on aura recours au *veratrum*, que l'on administrera à la dose de deux gouttes, 6ᵉ dilution, une cuillerée toutes les cinq minutes, toujours en éloignant, à mesure que les accidents s'éloigneront eux-mêmes.

Si malgré l'action du *veratrum* les phénomènes morbides continuent à se développer avec plus d'intensité, on aura recours à l'emploi du cuivre ou *cuprum*, 12ᵉ dilution, deux gouttes dans six cuillerées d'eau, une cuillerée toutes les cinq à six minutes ; à ce médicament on fera suivre l'emploi de l'*arsenicum*, à la même dose et de la même manière que le précédent, *cuprum*. Quelques médecins conseillent dans les cas désespérés, d'employer alternativement ces deux médicaments.

Lorsque le Choléra est sec, c'est-à-dire, quand il se présente avec les symptômes de froid et d'asphixie, sans vomissements, sans selles et sans sécrétions des urines; que ces derniers symptômes soient survenus au début de l'invasion ou qu'ils surviennent plus tard après les vomissements et la diarrhée; les médicaments les plus aptes à les combattre sont le *Daphné mezereum*, à la 12ᵉ dilution, et le camphre, à la 3ᵉ. De chaque et séparément, deux gouttes dans six cuillerées d'eau, une cuillerée toutes les demi-heures, toujours en éloignant les doses à mesure que ces symptômes morbides se modifient en bien; pendant que le *Daphné mezereum* sollicite l'action des organes sécréteurs, le camphre sollicite la chaleur et la transpiration.

Enfin, pour dernière ressource, lorsque toute la médication précitée n'a pas pu réussir, ou lorsque le malade a demandé trop tardivement les secours du médecin; lorsque le médecin trouve le malade dans cet état d'asphixie qui annonce une mort prochaine, je conseille de faire de suite sur la paroi antérieure de la poitrine, et sur toute la surface du ventre, des frictions avec la pommade dite *antipsorique* du docteur Biett, bien qu'il n'ait jamais pensé à l'employer dans pareil cas; bien qu'il ait parfaitement étudié et connu les propriétés médicinales du *veratrum*, mais jamais au point de vue de la loi Homœopathique.

Cette pommade se compose dans la proportion de 4 grammes de poudre de racine de veratrum et 30 grammes d'axonge. Cette dose est suffisante pour cette friction.

Par son emploi, on réussit quelquefois à faire cesser l'asphyxie et à mettre le malade en état de prendre les médicaments qui doivent continuer son traitement. Alors on peut quelquefois encore espérer de le rendre à la vie.

§ III. — **Terminaison de la maladie.**

Lorsque le Choléra se termine par des symptômes nerveux ataxiques, les meilleurs médicaments à employer sont : 1º l'Aconit, lorsqu'il y a congestion de la face avec vertiges ; 2º la Bryone et la Belladonne, lorsque à ces symptômes se joignent les convulsions, le délire et la carpologie ; 3º lorsque ces symptômes nerveux prennent le type intermittent, on les combat par le Diadema ; 4º s'ils se compliquent de nouveau par la diarrhée, on revient au Théridium curasavicum.

Lorsque le Choléra se termine par la suette, on la traite comme je l'ai indiqué au commencement de ce chapitre, dans le cas où elle le précède; cependant je dois ajouter qu'à la fin de la maladie on doit en rechercher la terminaison par l'influence du china alterné avec le soufre, l'un et l'autre à la 3ᵉ dilution, et cela avec d'autant plus de succès que le malade aura été plus affaibli, soit par la maladie, soit par le traitement.

Régime des cholériques. — *Boissons.* — Les boissons que l'on peut employer pour calmer la soif des cholériques sont : le thé léger, la décoction d'orge perlé, l'eau panée. On aiguise ces boissons soit avec un peu de rhum, soit avec quelques cuillerées de vin blanc.

C'est le vin blanc, ajouté à une légère décoction d'orge perlé tiède et sucrée, qui m'a le mieux réussi pour étancher la soif des cholériques.

La dose de vin blanc peut être d'une, de deux et même de trois cuillerées dans un grand verre de cette décoction.

Aliments. — Il est difficile d'établir un régime alimentaire pour les cholériques ; il en est qui supportent à peine les bouillons, et qui les vomissent aussitôt après les avoir pris ; souvent ces bouillons augmentent la diarrhée, surtout s'ils sont faits avec du veau ou du poulet, ce qui fait qu'on doit donner la préférence aux bouillons de bœuf ou de mouton, qu'on administre par cuillerée, d'heure en heure, pendant le fort de la maladie. Lorsque les accidents diminuent, on en augmente la quantité, et on arrive à quelques potages.

Il est essentiel de ménager toujours la faiblesse de l'estomac pendant toute la convalescence ; d'alimenter le malade avec soin et peu à peu, car les indigestions qui surviennent à la suite d'une affection cholérique sont presque toujours mortelles.

§ IV. — **Médication supplémentaire**.

Je ne veux pas terminer cette *Simple instruction* sans indiquer quelques médicaments, je ne dirai pas nouveaux, mais non usités, dont cependant l'utilité peut être reconnue très-grande dans certaines circonstances imprévues ; circonstances où l'on peut se trouver privé de tout secours médical aussi bien que de toute ressource pharmaceutique.

La Providence est une bonne mère qui a pourvu à tous les besoins, partout et suivant toutes les circonstances maladives qui peuvent affliger l'espèce humaine, quelle que soit la gravité du mal. Tous les règnes de la nature lui fournissent leur concours à l'envi les uns des autres.

Beaucoup de médecins, à quelque classe de doctrine ou de système qu'ils appartiennent, quel que soit leur rang dans le monde scientifique ou dans le monde pratique, sont prédisposés à penser, chacun dans leur sphère d'action, que leur art est à son apogée et qu'il ne reste plus rien à faire, pas plus dans l'intérêt de la science que dans celui de l'humanité.

Erreur ! L'art de guérir quitte à peine son berceau ; on a fait jusqu'à ce jour, et suivant toutes les doctrines, de très-belles, très-bonnes et très-grandes choses scientifiques, qui, reconnues par les uns ont été repoussées par les autres, à défaut de loi précise pour les relier ensemble. La loi des contraires n'était pas positivement une erreur, mais elle n'était pas la vérité... Cette vérité, on la trouve tout entière dans la loi des semblables, *a priori* comme *a fortiori*. — Je viens la démontrer encore, dans toute la force de son acception, par les quelques simples médicaments que je viens proposer contre le Choléra aux voyageurs, aux marins, en un mot, aux personnes privées de tout secours.

Il est plusieurs substances qui peuvent dans les besoins urgents, et surtout lorsqu'on est complètement privé de secours, remplacer d'une manière utile tous les médicaments dont nous avons parlé dans cette *Simple instruction*.

J'indique en première ligne la camphrée : CAMPHOROSMA MONTPELIANA (*Camphrée de Montpellier*), qui croît dans tout le midi de la France et de l'Europe, en Afrique, dans les Amériques et dans l'Inde, elle est de la famille des *Chénopodiacées*. Cette plante, prise dans son entier, c'est-à-dire, parties égales de ses fleurs, tiges, feuilles et racines, ensemble 120 grammes, macérées dans 240 grammes d'alcool, dont on peut administrer après décantation de six à huit gouttes dans six cuillerées d'eau, une cuillerée toutes les cinq à six minutes, peut remplacer la teinture alcoolique de camphre quand on en est dépourvu.

Cette indication doit servir aux navigateurs qui peuvent être surpris par le Choléra. Mais à défaut de cette plante, ils ont la resource des *moules;* on les pile dans un mortier, on les jette à la dose de 120 grammes dans 140 grammes d'eau, de rhum, d'eau-de-vie, et mieux d'alcool, et on les administre, en cas de vomissements et de diarrhées cholériques, à la dose indiquée pour la plante sus nommée, *Camphrée.*

Mais l'anti-cholérique le plus puissant à l'usage des navigateurs, c'est le *Congre,* Muraena major subolivacea, *Conger-eel* des Anglais, dont la chair mangée produit au plus grand complet tous les symptômes du Choléra, jusqu'à la paralysie, et souvent même dans la convalescence, phénomènes qui constituent positivement son homœopaticité curative du Choléra. On prend les entrailles, les œufs, de ce poisson, et on les fait macérer dans trois fois leur poids d'eau-de-vie, de rhum ou d'alcool, et on administre cette teinture après décantation à la dose de deux à six gouttes dans un grand verre d'eau, une cuillerée toutes les heures, dans les cas de Choléra les plus aigus, en ayant soin d'éloigner et même de cesser les doses aussitôt que le soulagement se fait sentir.

Je termine ces indications par un moyen encore plus simple et plus à la portée de tout le monde et que le maire, le curé, le pasteur, le maître d'école et la garde-malade trouveront toujours sous leurs mains :

Je veux parler de l'*Inule dyssenterique.* Inula dyssenterica (Linnée), Conyse des prés, vulgairement appelée *Herbe de Saint-Roch,* plante vivace de la famille des *Synanthérées,* on la trouve dans tous les pays, croissant au bord des fossés et dans les lieux humides; ses feuilles sont ovales, blanchâtres au-dessous, lancéolées et emplexicaules; ses fleurs sont jaunes en capitules hémisphériques terminantes. On la récolte fleurie en juillet et en septembre, elle résiste aux grands froids, et on peut en tout temps récolter au moins sa racine, pourvu que l'on en ait remarqué la place pendant la saison chaude.

Si on la récolte par précaution pendant la floraison, on prend toute la plante, fleurs, feuilles, tiges et racine; on la fait macérer dans l'alcool avec partie égale de son poids de ce liquide, on décante en exprimant le jus qu'on conserve avec soin dans un flacon bien bouché. Le Choléra survenant, on l'administre à la dose de six gouttes dans un verre d'eau, une cuillerée toutes les cinq à six minutes, toujours en éloignant la dose à mesure que les accidents paraissent s'éloigner.

Ce médicament peut être employé dans le Choléra sporadique comme dans le Choléra asiatique; dans l'un et l'autre cas, en l'employant comme je viens de l'indiquer, on a toujours au moins le temps d'attendre les secours de l'art

§ V. — Conclusion.

Si nous faisons d'une part, et par groupes, l'analyse de tous les symptômes produits par tous les médicaments employés contre le Choléra, soit qu'on les expérimente au point de vue de leur action chimique désorganisatrice, comme l'ont fait beaucoup de professeurs de chimie et de toxicologie, soit qu'on les expérimente au point de vue de leur action pathogénésique, comme l'ont fait Hahnemann et ses disciples, il nous sera très-facile de constater qu'ils possèdent tous, à un degré plus ou moins élevé, une propriété intoxiquante; si d'autre part nous faisons l'analyse des symptômes du Choléra par groupes relatifs aux actions pathogénésiques de chaque médicament, nous ne pourrons avoir pour conviction légitime que la vérité de la justesse du choix des médicaments basés sur la loi des semblables qui nous fait opposer des intoxiquants à des symptômes d'intoxiquation; soit que le Choléra ait pour cause une émanation simplement miasmatique intoxiquante, soit que la présence de vers, d'animalcules, d'infusoires de différentes espèces produise les symptômes de l'intoxiquation.

La vérité et la justesse de ce choix sont authentiquement constatées par tout ce

qui se passe dans tous les lieux où le Choléra est traité suivant la médication homœopatique.

Espérons que des faits aussi importants seront compris par tous, et qu'un jour
la vérité sera le seul drapeau arboré par tous les hommes qui sacrifient leurs veilles
et souvent leur existence au soulagement de toutes les souffrances humaines, et
qu'alors cesseront toute contradiction, toute polémique désastreuse pour les pro-
grès de l'art de guérir.

Bordeaux, le 10 octobre 1854.

A.-E.-L. De LA PLAIGNE,
D. M. P.